Pseudoartrosis Congénita

PERSPECTIVA DE UNA MADRE

Raiza Moreno

© **Raiza Moreno, 2024** Reservados todos los derechos.

No se permite la reproducción total o parcial de esta obra ni su incorporación a un sistema informático, tampoco su transmisión en cualquier forma o por cualquier medio (electrónico, mecánico, fotocopia, grabación u otros) sin autorización previa y por escrito de la autora. La infracción de dichos derechos puede constituir un delito contra la propiedad intelectual.

Agradecimientos

A Dios, primeramente; las razones ¡Son infinitas!...

A mi Madre, por siempre e incondicionalmente, estar para mí; apoyándome y alentándome en todo momento, aun cuando ella se sentía desvanecer por no saber qué nos deparaba la vida con relación a la condición médica con la que Ashley nació.

A mi hija Ashley; por afrontar con optimismo y entereza cada circunstancia ocasionada por la condición con la cual nació, por ser mi fortaleza en todo momento; por su sonrisa y determinación genuina de vivir a plenitud pese a las constantes cirugías y aparatos ortopédicos que solía tener. Sobre todo, por elegirme su madre y por el extraordinario hecho de existir.

A mi compadre V, por proveerle a Ashley los recursos económicos que necesito para la mayoría de sus citas médicas, intervenciones quirúrgicas y lo que todo ello englobaba. También por amarla tanto y brindarle su apoyo moral siempre que lo necesito.

A la abuela paterna de Ashley; quien hoy día sigue orando por su salud y lo ha hecho con fervor tanto en soledad como acompañada de sus hermanas y amistades, desde que supo la condición que padecía su nieta.

Igualmente, por sus atenciones, por amarla tanto y por su dedicación al cuidarla.

A todos y a cada uno de los doctores que la atendió en el transcurso de esos 11 años en que tuvo pseudoartrosis congénita. Tanto a los que no supieron lo que realmente tenia, a los que no buscaron más que usarla (en el mal sentido) de "conejillo de indias" y a los que dieron todo de sí mismos como doctores y personalmente para que se mejorará y eventualmente sanara.

Contenido

AGRADECIMIENTOS 7

CONTENIDO 11

PRÓLOGO 15

CAPÍTULO I 29

DIAGNOSTICO 29

CAPÍTULO II 37

EN BUSCA DE UN ESPECIALISTA EN PSEUDOARTROSIS CONGÉNITA 37

CAPÍTULO III 43

PRIMERA CIRUGIA 43

    SEGUNDA Y TERCERA CIRUGIAS 48

CAPÍTULO IV 53

CUARTA CIRUGIA 53

    QUINTA CIRUGIA 56

    CONCLUSIONES MEDICAS INESPERADAS 57

NEGACIÓN ROTUNDA EN ACEPTAR UNA CONCLUSION MEDICA BASADA UNICAMENTE EN REFERENCIAS DESACTUALIZADAS CON LOS AVANCES CLINICOS 65

CAPÍTULO V **69**

EN BUSCA DEL MEJOR ESPECIALISTA DE PSEUDOARTROSIS CONGENITA DEL MUNDO ... 69

CAPÍTULO VI **87**

SEXTA CIRUGIA **87**

BUSQUEDA DE ALTERNATIVAS Y APLICACIÓN DE ESTAS 99

SEPTIMA CIRUGIA 111

CAPÍTULO VII **117**

MEDICO MILAGRO **117**

OCTAVA CIRUGIA 121

DIOS SIEMPRE OBRANDO 137

NOVENA CIRUGIA 141

RECOMENDACIONES MEDICAS PARA CULMINAR SU PROCEDIMIENTO MÉDICO 143

ASHLEY EN LA ACTUALIDAD 147

Prólogo

* * * * * * *

Dia 1

Valera-Venezuela, Año 2006; Ashley Nicole, bebé de 9 meses de nacida con plena disposición a caminar comienza a dar sus primeros pasos. Pasos que, como cualquier niña promedio próxima a cumplir su primer año, consiguió darlos. No obstante, tras dar unos tantos no tan firmes y continuos pasos, se cayó (caída de la que no consiguió levantarse, al menos esa vez).

Como madre primeriza, corrí enseguida a levantarla totalmente desconcertada tras escucharla expresar un llanto descontrolado, desgarrador y exclamante de dolor- llorar que hacía sentir a mi corazón que se volvía pequeñito a consecuencia de que sentía a flor de piel el dolor que Ashley expresaba con su llanto.

En aquel momento no lograba comprender por qué mi hija lloraba tanto y con tanto sentimiento si su caída aparentemente había sido leve y no se había golpeado con ningún objeto duro más que con el piso liso y había caído desde su propia altura, la cual no era tan alta tomando en cuenta su edad.

Ashley no dejaba de llorar, no había manera de calmarla y sus facciones junto con el tono de su llanto, lo único que expresaba era un insoportable dolor, mismo que por sí misma (debido a su edad) no podía explicar, decir o señalar. Llevarla a urgencias médicas era sin lugar a duda la mejor y urgente alternativa en aquel instante, para así, de alguna manera encontrar la causa de su dolor y, en consecuencia; hacer lo que se requiriera para calmarlo (o, en definitiva, quitarlo).

"Fractura en la tibia y peroné a causa de una caída en sus primeros pasos".

Fue el diagnostico verbal que el doctor traumatólogo de aquella consulta de urgencias que atendió a Ashley, me comunicó era su observación. Opinión médica que exclamo tras realizarle una superficial valoración. Seguidamente, tal doctor refirió a Ashley a sala de yeso para que le colocaran medio yeso/férula desde donde termina el muslo hasta cubrir sus dedos de los pies y yeso que me dejo saber luego, le prescribo a Ashley para que lo tuviese por el tiempo que, según su experiencia médica, era el indicado para que respectivas fracturas se sanaran.

¨Los huesos en los niños sanan rápido, no es necesario hacerle nada más, mamá, ya verá que pronto sanará¨.

Fueron las palabras de consuelo que me dio aquel médico tras verme tan angustiada y desorientada por tal incidente que nos llevó a su consulta a Ashley y a mi aquel primer día tras su caída, mismo día que no fue más que; el comienzo de un extenso camino de visitas médicas que nos tocaría realizar a ambas en busca de respuestas y sanación a una condición de la que, particularmente yo, jamás había escuchado oír y de la cual actualmente sé lo suficiente como para contarles desde mi experiencia lo que; aprendí, vi, conocí, leí y descubrí de tan compleja condición médica.

Condición que debido a su naturaleza y escasas referencias puede llegar a confundir y a que la pasen por alto a experimentados especialistas ortopédicos- traumatólogo, a tal magnitud como puede aterrar a quienes les toca vivir la experiencia de recibir su diagnóstico para con un hijo-familiar amado.

Enseguida se cumplió los días que el médico prescribió era el tiempo indicado para que mi hija tuviese el yeso estilo férula en su pierna para que esta sanara por completo, volvimos a la consulta del traumatólogo para que le quitará el yeso, y en efecto, verificará si se habían restaurado (juntado) los huesos.

En aquella segunda consulta y tras realizarle unas placas en la pierna, el doctor descubrió que los huesos seguían con fractura y que Ashley seguía con dolor, que pese a que, para entonces, aparentemente no le dolía tan intenso como aquellos primeros días tras las fracturas; tal disminución posiblemente se generó a causa de que eventualmente se había adaptado a ese dolor con el que le tocó convivir cada día, sin alternativa o mejoría desde que había tenido la caída.

Algo confundido pero confiado en su experiencia y estudios traumatológicos, el doctor continuaba insistiendo en que esos huesos sanarían por sí solos y en consecuencia por su parte no había nada que debía o requería hacer y tampoco pretendía, porque según su filosofía médica (que para ese entonces yo no conocía y la cual consistía en ser un doctor ortopédico que no creía en las cirugías) no existía posibilidad alguna de que realizara intervenciones quirúrgicas o las recomendara bajo ningún concepto, circunstancia o diagnóstico.

Algunos meses antes de la caída

Valera-Venezuela, año 2005

Un grupo de al menos 10 doctores dan por sentado que la preocupación de una madre respecto a una leve pero notable protuberancia en una de las piernas de su hija no es otra cosa que:

"tonterías de una madre primeriza e inexperta que se preocupa por nada".

Todo esto con la base de que ellos son los médicos, por ende, si a su parecer el paciente no padece nada (aun sin realizar estudios médicos o revisar con vocación y profesionalismo al paciente), pues así lo debe aceptar categóricamente el paciente y su familia.

Ashley tenía alrededor de unos 4 meses de nacida, su peso y tamaño eran relativamente normal, tenía un excelente pediatra de cabecera el cual mensualmente la revisaba. Estaba al día con sus vacunas, sonreía tanto como una bebé lo hace y sus cuidados eran los típicos que recibe una niña cuando es primer hija y nieta que ha sido amada por la familia desde que se supo que venía a este mundo.

Justo en esa etapa de la infancia de Ashley inicie la búsqueda de respuestas luego de que mi madre (la abuela materna de Ashley) en un momento cualquiera de esos tantos que compartía con su nieta, me expreso con extrema preocupación, que le parecía extraño y de atención una curvatura bastante pronunciada en la superficie que esta entre la rodilla y el tobillo de la pierna izquierda de Ashley.

En aquel momento, tras observar con detenimiento la pierna de Ashley, y en efecto corroborar que había una curvatura en ella, no me pareció que fuera de cuidado o gravedad, no obstante, tras la insistencia de mi madre de que debía llevar a Ashley a un doctor a que la revisé cuidadosamente y nos dé su opinión médica; acudí al hospital central de mi ciudad para que le realizaran las debidas revisiones a mi hija en su pierna y conforme a tales revisiones me dejaran saber sus observaciones desde sus perspectivas profesionales como médicos certificados y especialistas.

Inicialmente la reviso un ortopeda que estaba atendiendo en la sala de emergencias de esa especialidad, doctor que tras revisarla no coincidió con mi madre en que la curvatura en la pierna fuera de cuidado o peculiar, al igual que no creyó necesario referirla a radiología para tomarle una imagen a los huesos de esa parte que en su pierna en definitiva no lucia igual a la pierna derecha ni mucho menos a la estructura de una pierna normal. Porque, si bien, Ashley era bastante gordita (sin caer en el sobrepeso) y sus piernas estaban bien rellenas y prácticamente templadas, entre sus piernas había una diferencia levemente visible en la altura antes mencionada.

Tras mi insistencia de que no me parecía del todo que no había de qué preocuparme, ese doctor me llevó junto con Ashley al piso de traumatología y ortopedia de aquel hospital, espacio en donde casualmente estaba reunido el staff medico de esa especialidad y lugar en el que todos y cada uno de ellos le miro, toco y opino de la pierna izquierda de Ashley, para luego concluir unánimemente que no requería radiografía, que a lo mucho, se trataba de una infanta que eventualmente necesitaría zapatos ortopédicos porque desde sus perspectivas medicas; la nena posiblemente seria "cambeta" y, que yo, por ser madre primeriza (y mi madre abuela primeriza) exagerábamos algo común en los bebés y veíamos cosas que no requerían atención médica de ningún tipo (incluyendo la básica, como es el hecho de realizar o recetar una radiografía para descartar o asegurar que realmente no había nada médico que debiera ser atendido en la pierna de mi hija).

Aunque no había quedado convencida de la respuesta general de aquellos médicos de renombre, larga experiencia y referencias, al igual que no lo quedó mi madre. En aquel momento acepté que ellos eran los especialistas y que tal vez, si tenían razón en suponer que, por ser madre primeriza, me preocupaba demás por algo que no tenía relevancia, trasfondo, peligro o consecuencia.

Aceptación que luego me recrimine por mucho tiempo incontables veces y por la cual más adelante en el tiempo no aceptaba con tanta facilidad o confiabilidad los diagnósticos médicos- sus opiniones o intransigentes recomendaciones (sin indagar por mi cuenta, otras muchas referencias médicas, opciones y posibles soluciones a las consecuencias de un mal diagnostico colectivo). Preocupación de madre; refutada por médicos especialistas que terminó desencadenando consecuencias drásticas que requirieron atención medica experimentada por más de una década.

Capítulo I

* * * * * * *

Diagnostico

* * *

Ashley continuaba sin poder afincar su pierna izquierda, incluso estirarla le incomodaba y le causaba un intenso dolor.

Así paso unos tantos días, mientras tanto por mi parte yo seguía buscando referencias de algún médico ortopédico en la ciudad en que vivíamos que pudiera sanarla de aquella condición incomprensible tanto para mí como para el resto de los familiares y amistades, puesto que, ninguno lograba entender por qué, en efecto sus huesos fracturados no se sanaban por si solos como generalmente lo hacen los huesos fracturados en un infante promedio tras guardar reposo un par de semanas o meses y sin gran complejidad o necesidad de una intervención quirúrgica.

Tras asistir a varios médicos de atención privada (que no atendían en el hospital central) especialistas en ortopedia en mi ciudad de residencia, hubo uno que al revisarle su pierna cuidadosamente y ver la imagen de los huesos en una radiografía que ese mismo doctor le prescribo a la pierna de Ashley; exclamó con una mezcla de seguridad y sorpresa figurativa a la de quien descubre algo que no se esperaba hacerlo en su vida...

¡Ya sé lo que ella tiene!

Y procedió a decir que había descubierto que Ashley padecía una condición extremadamente rara y poco vista en pacientes a nivel mundial y que su nombre era **"Pseudoartrosis congénita de tibia y peroné en la pierna izquierda"**.

"Yo sé de ella porque mi hermano también es ortopeda y ha estado en seminarios internacionales en los que han tocado el tema y me lo ha compartido".

La pseudoartrosis congénita, es una enfermedad en los huesos que los afecta de tal forma que; en la superficie en donde es detectada se identifica debido a que esta suele fracturarse con facilidad y difícilmente se consigue consolidar o soldar nuevamente ese hueso en la parte afectada.

Así entendí el diagnostico que me fue dado por aquel traumatólogo del cual cabe resaltar y enaltecer que, aunque residía en una ciudad pequeña, destaco entre el resto porque siempre buscó estar lo más informado respecto a las distintas patologías referentes a su especialidad por más extrañas o poco comunes que estas fueran.

¡Bendito sea por siempre este médico por su determinación para estar capacitándose constantemente!

Si bien el doctor pudo darme una respuesta y diagnóstico a lo que yo como madre no lograba comprender era lo que tenía o le pasaba en la pierna a mi hija, también me dejo saber que ni él ni su hermano podían atender tal padecimiento porque era muy poco lo que sabían al respecto y en consecuencia no podían tratarlo.

Con la amabilidad y profesionalismo que le caracterizaba, seguidamente me recomendó llevar a Ashley a una ciudad más grande cercana de donde residíamos, en la cual, según su conocimiento, era donde había muchos más médicos ortopédicos y la cual también contaba con centros médicos especializados en ortopedia y traumatología en todas sus diferentes especialidades con enfoque principal en infantes. Clínicas de las que me expreso era el lugar idóneo para encontrar algún doctor con conocimiento y tal vez experiencia en mencionada poco común y peculiar patología traumatológica.

En efecto, así fue. Puesto que, tras unas tantas llamadas telefónicas, logré concertar una cita médica general en uno de los más renombrados centros médicos especializados en traumatología de esa ciudad situada a 5 horas de distancia de donde yo residía con Ashley.

Mientras llegaba el día asignado para la cita, no era mucho lo que se podía hacer para mejorar la condición física de Ashley en su pierna junto con su malestar en la misma, dolor que dentro de todo aquello, parecía cesar conforme pasaban los días debido a que probablemente Ashley se estaba adaptando a ese dolor y en consecuencia lo sentía con menos intensidad. Cabe acotar que en ese pasar de días no conseguía estirar la pierna y menos afincarla.

Capítulo II
* * * * * * *

En busca de un especialista en pseudoartrosis congénita
* * *

Ashley ya había cumplido su primer año de vida para cuando llegamos a su siguiente y más precisa revisión en aquella clínica ubicada en la ciudad recomendada por aquel maravilloso médico que nos había dado una excelente atención en nuestra ciudad de residencia. Doctor que, si bien nos había dado un diagnóstico poco alentador, era un diagnóstico al fin y más allá de su impacto o significado, representaba una respuesta a tantas interrogantes que yo como madre tenía respecto a todo el sufrimiento y la dificultad para moverse que afligía incesantemente en aquel momento a mi hija.

Preguntas a granel seguidas de un formulario médico, fue lo primero que nos entregaron en aquella primera consulta ortopédica en aquella gran ciudad.

A continuación, tuvimos otra consulta ese mismo día con el especialista en fracturas de piernas y posiblemente también en pseudoartrosis congénita.

Aquel doctor especialista en ortopedia y traumatología de la gran ciudad, no tardo en confirmar el diagnostico de pseudoartrosis congénita, enfermedad de la cual me compartió; era una condición difícil de tratar, que no tenía cura, que solía afectar a 1 de entre más de 300 mil niños y que además de darse congénita, también solía generarse espontáneamente en personas de cualquier edad tras sufrir accidentes graves que les ocasionaba fracturas considerables en tibia, peroné, e incluso en el fémur. También enfatizo que cuando se generaba de forma espontánea, generalmente se curaba con los tratamientos correspondientes, no obstante, resalto que cuando era congénita, no había mucho por hacer y que los resultados además de repetitivos solían ser fallidos y con grandes secuelas visibles e irreversibles.

Mi impresión de tal consulta médica; fue que tenía pocas opciones entre las cuales elegir, y que, tomando en cuenta la situación- el dolor de Ashley y el diagnostico poco favorable. Me tocaba tomar la opción que aquel doctor me daba pese a que debía aprobarla prácticamente inmediatamente sin la posibilidad de pensarlo o consultarlo con otros médicos porque según mi perspectiva de aquel día, ese doctor se veía seguro de lo que decía y entre tantas cosas que me dijo, recalcó que debía intervenir quirúrgicamente a Ashley de urgencia para comenzar con los respectivos procedimientos que ameritaba su patología.

El pánico se apodero de mí, y a la vez sentía que debía dejar a ese doctor hacer lo que me pedía que le permitiera porque particularmente, en ese doctor reflejaba mi fe de que mi hija saldría con bien de esa situación adversa que estaba pasando. También creía que debía acceder puesto que no tenía idea de qué otra cosa hacer o a dónde acudir y porque sentía que el tiempo estaba en mi contra debido a que Ashley no podía caminar como una niña promedio de su edad y el dolor en su pierna además de volverse cada día más intenso, ya no cesaba a ninguna hora.

Capítulo III
* * * * * * *

Primera cirugía
* * *

Maracaibo-Venezuela, año 2007. Tras realizarle los análisis de sangre, radiografías, electrocardiogramas y demás exámenes requeridos para una cirugía como la que aquel doctor especialista en pseudoartrosis congénita tenía agendada hacerle a Ashley, y comprobar que en efecto estaba apta para ser intervenida quirúrgicamente; se programó la cirugía, se realizó los pagos clínicos correspondientes, nos encomendamos a Dios (primeramente) y nos preparamos mental y en general para ese peculiar día.

1 año y 5 meses de edad tenía Ashley cuando fue sometida a su primera intervención quirúrgica en su pierna izquierda a consecuencia de una pseudoartrosis congénita en tibia y peroné. Operación a la que, cabe destacar, se le sumaron en el tiempo ocho.

➢ "Resección de fragmentos harmatomatoso + colocación de fijador rotular + injerto óseo".

Fue el procedimiento que plasmo en el informe que realizo, el doctor en cuestión respecto a la cirugía que le hizo a Ashley.

Sin palabras, mucho llanto y desconcierto total fueron mis reacciones tras ver salir a Ashley del quirófano muchas horas después de haberla visto entrar guiada por algunas enfermeras. Tenía un aparato circular en su pierna izquierda que en mi vida yo había visto y el cual se veía aparte de aterrador, que pesaba muchísimo más que Ashley. Roturas circulares difíciles de contar por su alta cantidad, rodeaban la pierna de mi hija y se extendían a toda su superficie.

De cada mini hoyo suturaba sangre entre otros fluidos afines relacionados con aberturas en la piel del tipo que le habían realizado (inserción de varias varillas de acero que le traspasaban además de la piel, los huesos tibia y peroné).

Como madre, yo no lograba comprender la magnitud de aquel aparato de acero circular que Ashley tenía incrustado en su pierna y el cual se giraba por sí mismo hacia los lados y sin control debido a su gran tamaño y peso- en comparación al tamaño y peso de mi hija a su tan corta edad. No obstante, me toco aceptarlo, asumirlo y convivir con él, porque desde ese día junto con mi madre, nos tocó limpiarlo a profundidad muchas veces al día en cada una de sus aberturas, superficie y tornillos.

Ashley por su parte, aparentemente y, en definitiva, lo sabía sobrellevar mejor que cualquiera en la familia, pese a que era ella quien tenía el aparato incrustado en su pierna, mismo que la mantenía en cama y le causa un intenso dolor cuando se movía y cada vez que se le realizaban las curas.

Segunda y tercera cirugías

* * *

7 días después de esa primera cirugía, Ashley tuvo que volver al quirófano por una "Cura operatoria. Pseudoartrosis congénita". Intervención quirúrgica que consistía en una limpieza profunda de los orificios en su pierna en los que entraban-salían los distintos clavos que sostenían el aparato quirúrgico ortopédico.

Todos esos días los pasamos en aquella clínica ortopédica porque así lo había determinado el doctor que estaba tratando a Ashley. Enseguida él autorizo su alta médica, nos fuimos con mi hija a nuestra ciudad de residencia con muchas más interrogantes de las que nos había llevado a aquella clínica.

Por supuesto, aun teniendo todas esas nuevas interrogantes, continuábamos sintiendo total certeza de que Ashley eventualmente se recuperaría de todo aquello que en ese momento la tenía en esa condición médica.

Dos meses y un día tuvo Ashley aquel aparato grande, pesado y circular atravesando su pierna izquierda. Para entonces debió ir a cirugía de emergencia, principalmente porque su pierna lo estaba rechazando y en consecuencia había contraído una infección en distintas aberturas por las cuales pasaban algunas de las tantas varillas que le atravesaban la piel y los huesos.

Esa fue su tercera intervención quirúrgica
> "Retiro de fijador + Osteosíntesis".

Ashley salió del quirófano con un yeso que le cubría prácticamente toda su pierna, incluyendo el fémur/muslo completo. La conclusión clínica que obtuvimos tras aquella cirugía; fue que no se unió ningún hueso, no hubo mejoría y tocaba continuar otros tratamientos. Procedimientos que aquel doctor quedo en coordinar y dejarnos saber en la siguiente consulta.

Para aquel momento, Ashley estaba relativamente tranquila, supongo como madre, que ello se debía a que no tenía mucha experiencia de vida y prácticamente estaba creciendo entre consultas médicas, cirugías, aparatos y yesos. En determinados momentos Ashley me preguntaba por qué no podía caminar bien, correr o jugar como lo hacían los demás niños que veía o conocía. Preguntas a las que yo no tenía las respuestas y oírlas me causaban un intenso dolor junto con más interrogantes que me guardaba para mí misma.

Esos meses en los que Ashley paso de su tercera cirugía a estar únicamente con el yeso sin saber qué procedía, pasaron lentos y colmados de incertidumbre tanto para Ashley como para mí y para el resto de la familia que anhelaba su mejoría. No obstante, Ashley aprendió enseguida a convivir con el yeso y comenzó a gatear con mínima dificultad, para al cabo de unos pocos días, caminar y correr con gran agilidad.

Por mi parte, aprendí a vestirla con ropa que además de protegerle el yeso, se le hiciera fácil jugar en los parques y lugares afines a los que comencé a llevarla para que tuviese una infancia tan normal como me fuera posible concederle (tomando en cuenta la condición física que tenía en ese momento debió a aquel desalentador diagnostico junto con el reciente tratamiento fallido).

Capítulo IV
* * * * * * *

Cuarta cirugía
* * *

Maracaibo-Venezuela, año 2007. 1 año y 10 meses de nacida, tenía Ashley cuando el cirujano ortopedista que la estaba atendiendo en aquella clínica de traumatología; le realizo la cuarta intervención quirúrgica. "Colocación de Fijador externo + Retiro de Tejido + Comprensión".

Esa vez salió Ashley del quirófano con un aparato de acero mucho menos traumático que el primero que le habían colocado en su primera intervención quirúrgica, puesto que, tenía un tamaño y peso bastante menor al anterior.

Tras esa cirugía mi hija estaba de mejor semblante, a pesar del nuevo y diferente aparato que para entonces tenía en su pierna izquierda, puesto que ya no cargaba un yeso cubriéndole la pierna y eso representaba para ella algo más de libertad en su movilidad. La dinámica no varió mucho tras volver a casa, Ashley aprendió rápidamente a convivir y maniobrar ese nuevo aparato en su pierna y pese a las circunstancias, vivía su infancia amenamente siempre con su buena actitud, alegres sonrisas y rodeada de mucho amor por parte tanto de la familia cercana como de las distintas amistades que estaban pendiente a su salud.

Ese nuevo fijador también requería ciertos cuidados, limpieza y protección. Esta vez no tan extrema como con el anterior y de cierta manera se hizo más fácil y práctico por la experiencia del cuidado y atención que se le había dado al primero. Afortunadamente, su pierna lo acepto positivamente y lo tuvo sin contratiempo alguno el tiempo que el doctor así lo decidió.

Quinta cirugía

3 años de edad, tenía Ashley; la quinta vez que debió ir al quirófano del hospital ortopédico de aquella gran ciudad a la que habíamos ido en reiteradas ocasiones (para aquel entonces por casi dos años) en busca de una cura para su pierna, aliviar el dolor que la afección en ella le ocasionaba, y una mejora en su caminar.

"Retiro de fijador externo + yeso", fue el título que le colocaron a esa quinta intervención quirúrgica que le realizaron a Ashley. Cirugía que en efecto así realizaron y la cual se generó sin contratiempo de ningún tipo y de la cual mi hija salió tan bien como podía tomando en cuenta las circunstancias y el procedimiento que implicaba quitarle el aparato ortopédico que tenía incrustado en su pierna.

Conclusiones medicas inesperadas

* * *

Como era rutinario en aquel hospital ortopédico, luego de cualquier cirugía realizada; ese mismo día o más tardar el siguiente, el médico tratante otorgaba una consulta extraordinaria para tratar los asuntos pertinentes en relación con lo que había realizado en la intervención quirúrgica, seguido de sus impresiones, conclusiones y recomendaciones.

Respecto a lo que había realizado en la cirugía el medico expreso que procedió tal cual lo planeado y especificado con antelación, no obstante, aclaro que esperaba tener mejores noticias con relación a lo que pudo observar en el hueso tras quitar el fijador/aparato ortopédico que lo sostenía. Su impresión era que el hueso seguía *fracturado y que se estaba extendiendo la condición de pseudoartrosis congénita en las áreas aledañas, por lo cual concluyo que la tibia y el peroné de esa pierna, estaban considerablemente débiles y en su particular parecer; tales huesos no tenían posibilidad alguna de poder regenerarse, fortalecerse o mantenerse-ni a corto ni a largo plazo. En consecuencia, su recomendación fue directa y tajante: "lo único que queda por hacer en este punto y basado en mi conocimiento con relación a tal condición médica, es amputar la pierna a la altura de la rodilla, porque ya no hay alternativas ni tratamientos que aplicar".*

Tras aquella desalentadora recomendación, el doctor esperaba que yo, en ese instante, además de aceptar tal sugerencia aparentemente determinante, le autorizara a realizarlo y conjuntamente programáramos esa siguiente cirugía.

Incertidumbre, incredulidad, incomprensión, desanimo, tristeza, rabia, decepción, asombro y desacuerdo total, fueron algunas de las emociones e impresiones que pude reconocer sentí en aquella consulta tras escuchar hablar a aquel doctor mientras me decía semejante intención sin el más mínimo sentido de empatía, consideración o humanismo.

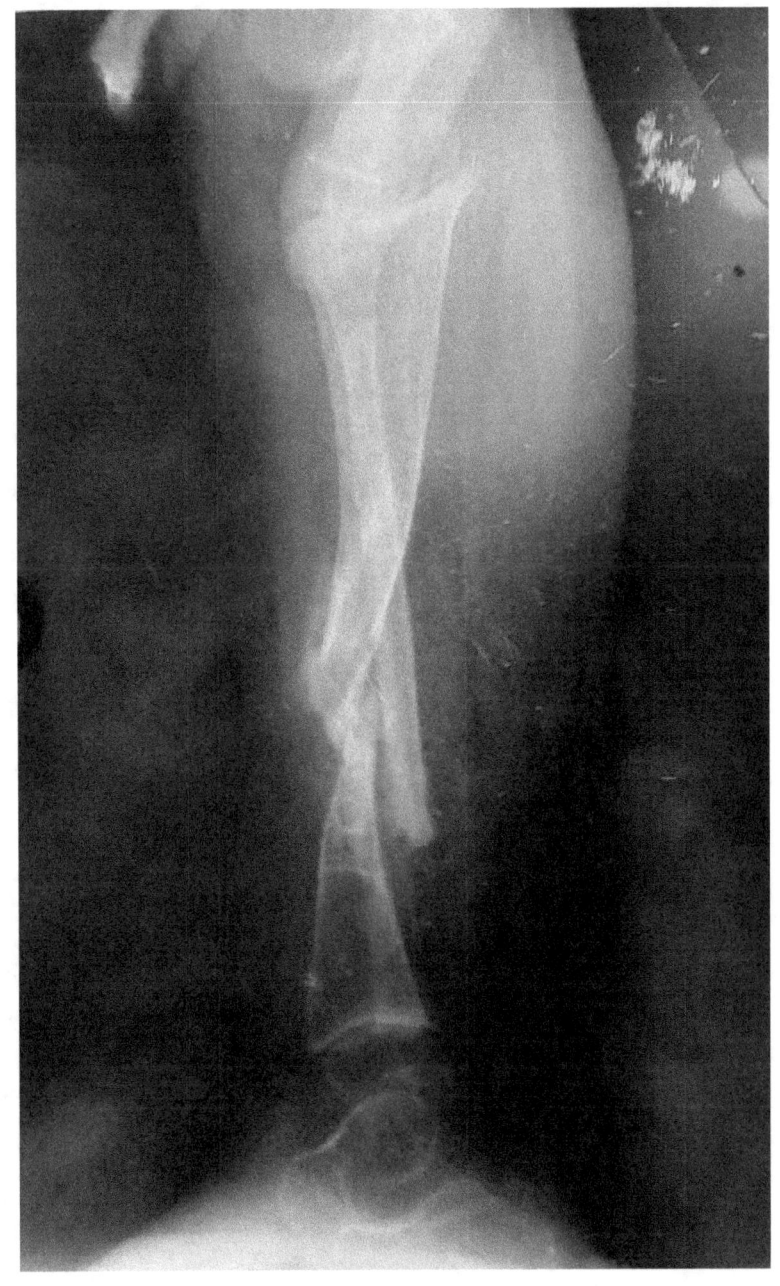

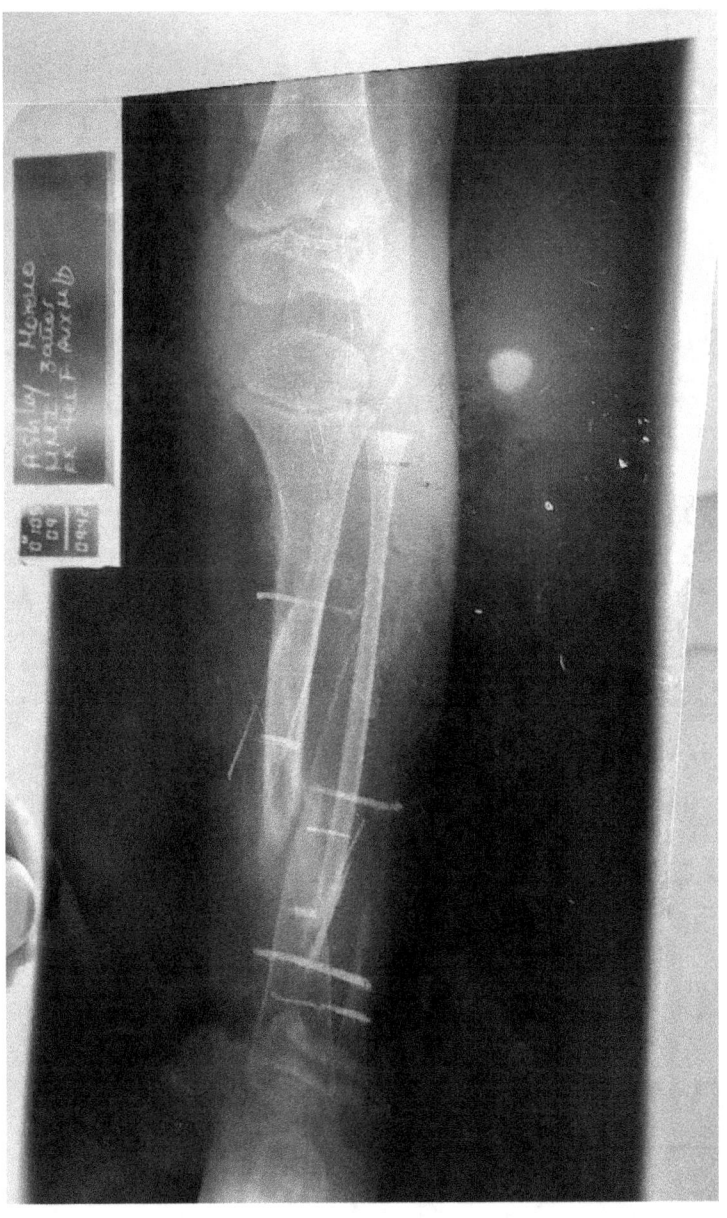

Negación rotunda en aceptar una conclusión medica basada únicamente en referencias desactualizadas con los avances clínicos

* * *

¡Debe haber algo más que hacer! Fueron las palabras que pude expresarle aquel inolvidable día a tal doctor, tras escucharlo decirme lo que para mí figuraba una barbaridad y para con la cual (sin titubear) enseguida me negué rotundamente a aceptar u autorizar. Mientras tanto él seguía insistiendo en que era lo único que quedaba por hacer (según su perspectiva) tomando en cuenta el desgaste y la debilidad que para entonces tenía en los huesos de la tibia y el peroné Ashley a causa de las tantas cirugías y el nulo avance o mejoría; esa que el doctor esperaba conseguir en cada procedimiento quirúrgico y que no obtuvo de ninguno.

Tras unos minutos (que se sintieron horas para mi) de intenso debate entre el doctor y mi persona con relación a lo que él pretendía que yo aceptara para con lo cual yo pensaba que era totalmente irracional.

El doctor, resignado a que no me haría aceptar o autorizar lo que para él era la única solución para erradicar tal condición ortopédica congénita; me expreso que, como médico, él había hecho todo lo que pudo basado en sus conocimientos referentes a los tratamientos para la pseudoartrosis congénita y en ese punto, ya no podía hacer más de lo que anteriormente había recomendado.

Conclusión a la que respondí expresándole que no aprobaba su último recurso médico para seguir tratando la condición médica que tenía Ashley en su pierna izquierda y en cambio elegia continuar buscando otros médicos tratantes de tal enfermedad para conocer sus opiniones y sugerencias particulares.

Ese mismo largo, intenso y tenso día volví con mi hija a nuestra pequeña ciudad de residencia, esta vez con más interrogantes, incertidumbre y tristeza de las que tuve la vez que nos dieron su diagnóstico.

Pese a todas esas nada gratas opiniones y proyecciones de aquel doctor, en mi rebosaba la determinación de encontrar a como diera lugar, al mejor médico conocido de tal condición ortopédica y conseguir que accediera a tratar a Ashley personalmente.

Capítulo V
* * * * * * *

En busca del mejor especialista de pseudoartrosis congénita del mundo
* * *

De vuelta en casa, Ashley hacía que verla con un yeso cubriéndole su pierna completamente no figurara una desgracia, tristeza o desesperanza, puesto que ella no tardo en volverlo de algún modo parte de su anatomía. En pocos días consiguió comenzar a caminar, e incluso, no tardo en correr por doquier con el yeso puesto como si no le pesará, le incomodará o le causará algún dolor. Valentía y entereza de su parte que por efecto incrementaba en mi la certidumbre de que su pierna si tenía salvación y actitud que al mismo tiempo me impulsaba a querer hacer hasta lo imposible para encontrar a un doctor que tuviera el conocimiento y la experiencia para regenerarle y fortalecerle su pierna.

Comencé esa búsqueda documentándome de tanta información logré conseguir en internet, desafortunadamente existía poca y no era nada alentadora. Aquello no evito que continuará enfocada en que el caso de mi hija sería la excepción a la regla respecto a las pocas (y en general malas) referencias de esa desgastante condición médica.

Dos doctores figuraban en todo el internet como los mejores tratantes de pseudoartrosis congénita en el mundo; uno de ellos estaba (para aquel entonces, año 2008) en España y el otro en Cuba. De ambos conseguí muy buenas reseñas y artículos médicos- ¿a cuál de ellos podría acceder o llegar con mayor facilidad? era mi siguiente objetivo y en éste, seguidamente me enfoqué.

A ambos médicos logré contactar mediante email a sus bandejas de entrada personal y para mi fortuna, los dos me contestaron con tanto profesionalismo y humanismo pudieron hacerlo, realmente muy rápido. Entre aquellas respuestas en independiente, ambos doctores coincidían en que únicamente podrían darme su perspectiva médica y posible atención particular para mi hija, siempre y cuando pudiera llevársela a sus respectivas consultas.

Tras realizar un leve análisis de las posibilidades que tenía para acudir tan pronto me fuera posible a la consulta de alguno de esos extraordinarios doctores, concluí que para ir a España; requería mucho dinero y una extensa documentación, lo cual me llevaría adquirirlos mucho más tiempo del que disponía (no quería esperar) sumado a una extensa lista de diligencias que también debía realizar para poder viajar a tal país, mientras que, para ir a Cuba no necesitaba tanto dinero y muy básica documentación debido a que, para ese tiempo casualmente mi país tenía un convenio con Cuba que consistía en que desde mi país y regularmente; trasladaban un considerable número de pacientes con diferentes patologías y edades para que sus médicos los tratasen según correspondiera o ellos concluyeran; todo ello de manera gratuita (al menos para los pacientes)- en consecuencia, desde que descubrí la existencia de tan provechoso y oportuno convenio, enseguida priorice ir a Cuba con Ashley, por lo cual no tarde en indagar lo que debía hacer y con quiénes debía hablar para lograr llegar a Cuba tan pronto como me fuera posible mediante aquel programa que ambos países convenian.

Ciertamente lo conseguí, incluso más pronto de lo que nadie creía que podía, tomando en cuenta que vivía a 12 horas de la capital de mi país y que todos los contactos junto con los tramites que debía realizar para que tomaran en cuenta como posible paciente apta para viajar a Cuba para ser atendida allá, a mi hija; debía realizarlos en la capital y estos figuraban una extensa gestión que englobaba vínculos de toda índole y dinero para poder gestionarlos.

En no más de un par de meses después, ya tenía el viaje aprobado y con fecha de salida programada. Para entonces, junté tantos alimentos perecederos y de primera necesidad pude para empacarlos y llevarlos a Cuba para con ellos poder cubrir la alimentación básica de mi hija (principalmente) al menos en las primeras semanas de estar allá, debido a que después de mucho indagar respecto a esos viajes patrocinados por el convenio ya mencionado; conseguí enterarme de que en Cuba, era extremadamente difícil conseguir (comprar) los alimentos básicos por consecuencia de las condiciones políticas y económicas de tal país para aquel momento. Entre los alimentos que me lleve en gran cantidad (tanta como puede caber en dos maletas de tamaño grande), destacaban las compotas/papillas, leche en polvo, cereales en polvo, galletas, atunes, azúcar y mezclas para untar.

Dos días antes del viaje a Cuba, Sali rumbo a Caracas desde Valera con; mi hija, un par de grandes maletas, un coche (carriola de bebé), y al menos un par de bolsos de mano. Tenía plenamente previsto y dispuesto llegar a tiempo al aeropuerto y no perder el viaje. Así fue, llegamos a tiempo, no obstante, en el mismo aeropuerto, mi temperatura corporal subió a tal magnitud que, físicamente no podía ocultarlo o al menos disimularlo, puesto que me dio una fiebre que me hacía temblar, sudar y balbucear descontroladamente a tal punto que cualquiera a mi alrededor lo notaba con facilidad.

Sintomatología que sin lugar a duda fue razón más que suficiente para que no nos dejaran abordar aquel tan esperado vuelo. Malestar físico que posiblemente fue causado por las tantas emociones encontradas que experimente aquellos días previos al viaje y ese mismo día en que saldría el vuelo.

Miedo por no saber qué nos esperaba al bajar del avión en un país ajeno y en condiciones cuestionables e inciertas, nervios por no saber cómo tratar con aquel maravilloso médico al cual aspiraba encontrar sin importar lo que tuviera que hacer para ello, alegría y esperanza por haber descubierto que aquel doctor era uno muy bueno con una trayectoria que me colmaba de fe desbordante: eran algunas de esas tantas emociones encontradas que colapsaron a la vez en mí, mismas que terminaron produciendo aquella extrema fiebre que me impidió rotundamente poder seguir los planes que tenía previstos para encontrar con uno de los mejor especialista en pseudoartrosis congénita.

Culpa, desilusión, frustración y mucho pesar, fueron algunas de las emociones que me invadieron inmediatamente tras recibir la noticia de que nos habían cancelado el vuelo a la ciudad donde vivía ese reconocido médico al cual anhelaba con todo de mi hacerle tantas preguntas y, sobre todo, de quien esperaba conseguir una receptiva postura para con mi petición de atender a mi hija, tomando en cuenta las circunstancias en las que busque acceder a él.

Cuando se es madre de una maravillosa persona que ha nacido con una condición que de muchas formas le limita vivir la vida que uno espera puedan tener los hijos y que a su vez tal condición está lejos de ser lineal por su naturaleza y pocas referencias. No hay manera de que las distintas emociones adversas se apoderen de una por extensos lapsos de tiempo, y en mi caso, afortunadamente así fue. Por momentos, mi mundo colapsaba por no saber procesar y afrontar tanta información y complejidad respecto a la salud de mi hija, y luego, ella misma me colmaba de fuerzas, perseverancia y esperanza para continuar tocando y abriendo las puertas que fueran necesarias para llegar junto con ella hasta donde pudieran sanarla y mejorar su calidad de vida.

Tras dos días de viaje para retornar a casa luego de no poder viajar en busca de tan excepcional médico por causa de una reacción física en mi generada por tanta carga emocional- por supuesto que pase unos tantos días reprochándome el no haber podido controlar mis emociones y dejar que estas se manifestaran descontroladamente en mi a tal punto que afectaran notablemente mi salud.

Pasados esos días, contacte a los representantes del convenio de salud para conocer su postura para con mi particular caso y estos me indicaron que para reprogramar el viaje debía demostrarles con evidencia médica que me encontraba en condición de salud apta para realizar el viaje.

Luego de que logre demostrarlo, afortunadamente me programaron el viaje para la siguiente semana y para entonces, afortunadamente, si logramos abordar el avión y llegar a Cuba sin dificultad alguna.

Al siguiente día de llegar a Cuba, a Ashley le realizaron análisis de sangre rutinarios, la evaluó un doctor generalista y le iniciaron un historial médico. Mientras esto pasaba, yo estaba totalmente enfocada en encontrar el momento y la forma de llegar hasta donde se encontraba el doctor del que el internet me había mostrado; era uno de los mejores especialistas en pseudoartrosis congénita.

Para entonces, ya yo sabía perfectamente que el doctor por el cual busque llegar con mi hija a Cuba no era parte del staff médico del convenio de salud entre mi país y el suyo.

Por lo antes mencionado, tenía que encontrar la forma de llegar a él sin que las personas que eran parte y relacionadas al convenio lo supieran y, evitando en lo posible que tal acción no interfiriera con la atención y las citas que le otorgaban a Ashley los doctores si pertenecientes al convenio que habían asignado para atenderla.

A la segunda semana de estar en Cuba, ya yo tenía dos opiniones médicas coincidentes sin influencia alguna entre ellas (puesto que el médico especialista en pseudoartrosis congénita y los otros tantos que atendieron a Ashley por el convenio, no estaban o tenían relación entre ellos ni tenían idea de que yo los estaba consultando a la par por el mismo caso en independiente). Las impresiones y recomendaciones coincidían en que la pierna de Ashley estaba extremadamente maltratada y que su huesos de tibia y peroné estaban preocupantemente frágiles, por lo tanto, para ellos; de ninguna manera era conveniente o beneficioso realizar ningún tratamiento quirúrgico en ese momento ni en al menos en un año, tiempo en el que también coincidieron, era el que recomendaban dejar descansar la pierna para que esta se fortaleciera un poco y ver que podían hacerle luego de ese tiempo.

¡Agridulce! Es la palabra que describe mejor la sensación e impresión que tuve tras recibir aquellas simultaneas recomendaciones médicas en Cuba. Ello se debió a que, de alguna manera, y aunque yo aceptaba que la pierna izquierda de Ashley seguía allí en su anatomía por algo más grande que un diagnóstico fatalista o que una condición ortopédica desafiante-También tenía plena esperanza de que ese doctor por el cual viajamos a aquel país podría concedernos la mejoría que tanto anhelaba para con la salud de la pierna de mi hija-

Pese a que no obtuve las respuestas y atención inmediata y total que quería de aquellos (distintos y sin relación entre ellos) doctores, sus conclusiones me concedieron avivar mucho más la fe que tenía en que eventualmente Ashley podría conservar su pierna izquierda en su totalidad e iba a poder caminar relativamente bien con ella.

Dos semanas en total estuvimos Ashley y yo en Cuba; en la primera semana ya tenía las resoluciones anteriormente expuestas, mientras que, en la segunda semana los doctores del convenio se dedicaron a darnos lo que en efecto termino siendo el mejor aparato ortopédico desmontable que pudieron realizarle a medida con relación a la condición en que estaba la pierna de Ashley y tomando en cuenta el hecho de que había llegado allí con un yeso puesto en toda su pierna. Una férula de plástico a medias que le abrazaba su pierna desde la altura bajo su rodilla hasta sus dedos de los pies y que a su vez se sujetaba al resto de la pierna expuesta con una especie de tiras escalonadas hechas con velcro. Complemento ortopédico que fue un gran rayo de luz y alegría tanto para Ashley como para mí; era maravilloso ver como luego de recibir no tan esperadas respuestas, le concedieran poder caminar mejor de lo que para entonces podía hacerlo con el yeso que en todo momento tenia, y que además pudiera tener su pierna expuesta/libre para lavarla y darle amor sin un yeso de por medio.

Volvimos a Venezuela y desde entonces aquella férula plástica se convirtió en parte fundamental de la anatomía de Ashley, con ella puesta iba a todos lados, hacia todo y prácticamente se la quitaba únicamente para ducharse y rara vez para dormir, puesto que además de servirle de protección y sustituto del yeso evitaba que se le mal doblara la pierna o se lesionara si llegaba a caerse o golpearse.

Sin lugar a duda, y tomando en cuenta lo tanto que le facilitaron la movilidad a mi hija; seguí en su totalidad las recomendaciones de aquellos maravillosos y extraordinarios doctores cubanos. No consulte (ni sentí la necesidad de hacerlo) a ningún médico más de ningún lado en todo ese año que se tomaron Ashley y su pierna izquierda para recuperarse de tantas intervenciones quirúrgicas y las complejidades que las mismas figuraron.

Capítulo VI
****

Sexta cirugía
* * *

Caracas-Venezuela, año 2009- Hospital San Juan de Dios.

Fue el nuevo destino al cual elegimos (por distintas recomendaciones) llevar a Ashley para que nos dieran allí sus especialistas en traumatología y ortopedia una nueva opinión referente a la pseudoartrosis congénita que le afectaba a su pierna. Para entonces, Ashley estaba por cumplir 4 años de edad y un poco más de un año de estar en reposo de cirugías y tratamientos afines relacionados con su condición ortopédica.

En ese maravilloso hospital, afortunadamente recibimos una excelente atención general y tras realizarle distintas revisiones globales a Ashley; le asignaron un doctor traumatólogo con conocimiento en su patología para que la atendiera y determinara qué podía o no hacer en su particular caso.

Extraordinario médico que desde entonces y por algunos años, pasó a ser su doctor principal y al cual le confié con plena fe la salvación de la pierna izquierda de Ashley.

En ese mismo año le programaron a Ashley, la que sería su primera cirugía en ese hospital (la sexta en su historial médico, desde que nos dieron el diagnóstico de su pierna).

- "Cura operatoria de pseudoartrosis congénita de tibia izquierda"
- "Colocación de factor de crecimiento GPS"
- "Colocación de injerto óseo tipo Putty Grooper"
- "Colocación de clavo Endomedular Rush"

Cuatro procedimientos en una sola intervención quirúrgica, fue lo que para entonces el doctor a cargo de tratar a Ashley junto con sus colegas por él elegidos; le realizaron en su pierna izquierda para tratar de salvarla y sanarla de la pseudoartrosis congénita que allí tenía.

Ashley salió excelente de todos aquellos detallados procedimientos quirúrgicos pese a sus complejidades y requerimientos. Paso largas horas en el quirófano y al salir de aquella sala de operaciones su recuperación fue bastante pronta tomando en cuenta lo que se le había realizado en su pierna- lo cual en términos no médicos (de lo que me entere luego conforme me explico el doctor y vi las radiografías que se le hicieron unos días tras la cirugía); a Ashley le partieron (a propósito y como principal intención) los huesos de tibia y peroné- y desecharon esos trozos de huesos (de alrededor de 3 centímetro) en los que se aferraba o se encontraba la raíz (por decirlo de algún modo) de la pseudoartrosis- seguidamente en uno de esos extremos de los huesos restantes le colocaron injerto óseo con factor de crecimiento- mientras que la colocación del clavo fue fundamental puesto que este hacía de puente en el espacio extenso que había quedado entre el hueso donde le habían quitado los 3 centímetros de hueso enfermo.

A Ashley nuevamente le toco estar enyesada, puesto que entonces tenía un clavo que le recorría la pierna entera desde un poco más abajo de la rodilla hasta donde finaliza el talón.

Afortunadamente, el traumatólogo que la opero y que la trataba, comprendió mi anhelo de madre de querer que Ashley pudiera seguir utilizando (conforme se recuperara) aquella muy querida férula plástica que nos venia facilitando la vida a ambas desde hace poco más de un año. Por lo cual, accedió a recetarle una nueva- acorde a su actual tamaño (la que tenía ya le quedaba pequeña) y tal cual se la mande a elaborar con los técnicos especialistas en realizarlas, recomendados por el mismo doctor tratante.

En un mes, ya Ashley estaba tan activa como se le caracterizaba. Para entonces no tenía el yeso y en su lugar tenía puesta la nueva férula plástica hecha a medida- se movía, caminaba y corría como si no tuviera clavo alguno a lo largo de su pierna. Desde entonces y hasta su siguiente cirugía pasarían 3 años.

En ese tiempo continúo utilizando férula plástica, la cual se le iba cambiando conforme iba creciendo debido a que al quedarle pequeña iban disminuyendo sus funciones de proteger la pierna y facilitarle la movilidad a Ashley. Mientras tanto, las citas médicas con aquel excelente doctor traumatólogo en la ciudad de Caracas se iban haciendo más distantes entre sí, al punto en que la agendaba trimestralmente, principalmente porque a los tratamientos quirúrgicos que le había realizado, les tomaba un considerable tiempo mostrar/surgir el efecto esperado. En consecuencia, las citas que solía tener eran rutinarias y de seguimiento (afortunadamente) puesto que no hubo situación adversa alguna con ninguno de los agentes externos que le habían colocado internamente en la pierna izquierda a Ashley.

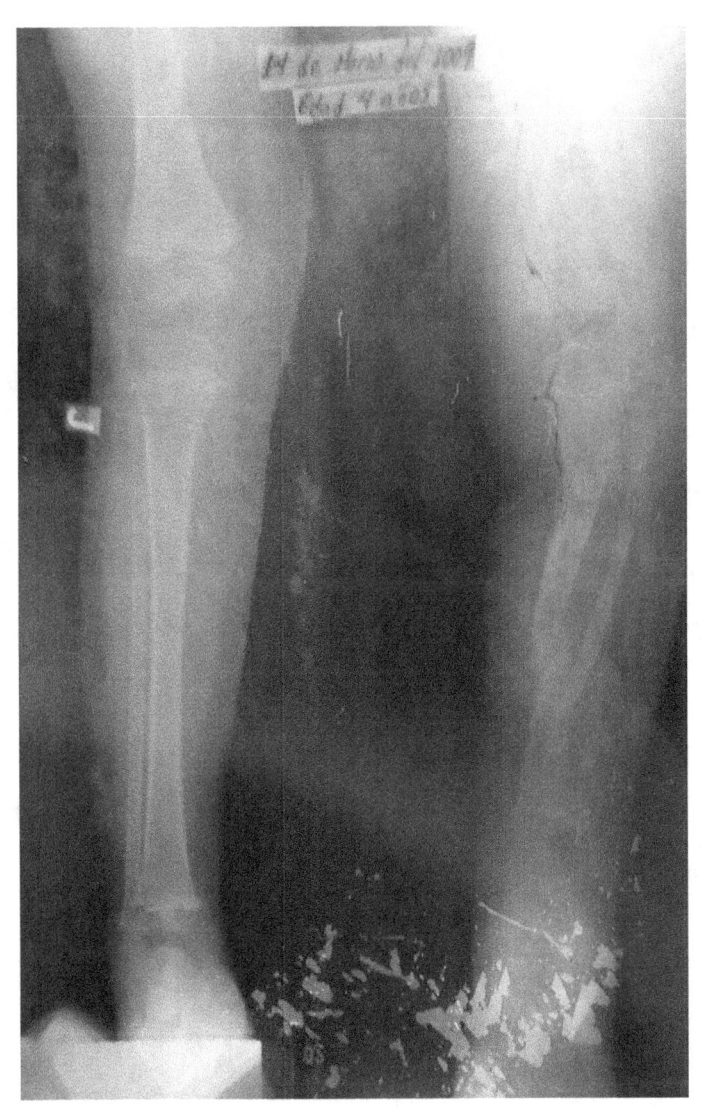

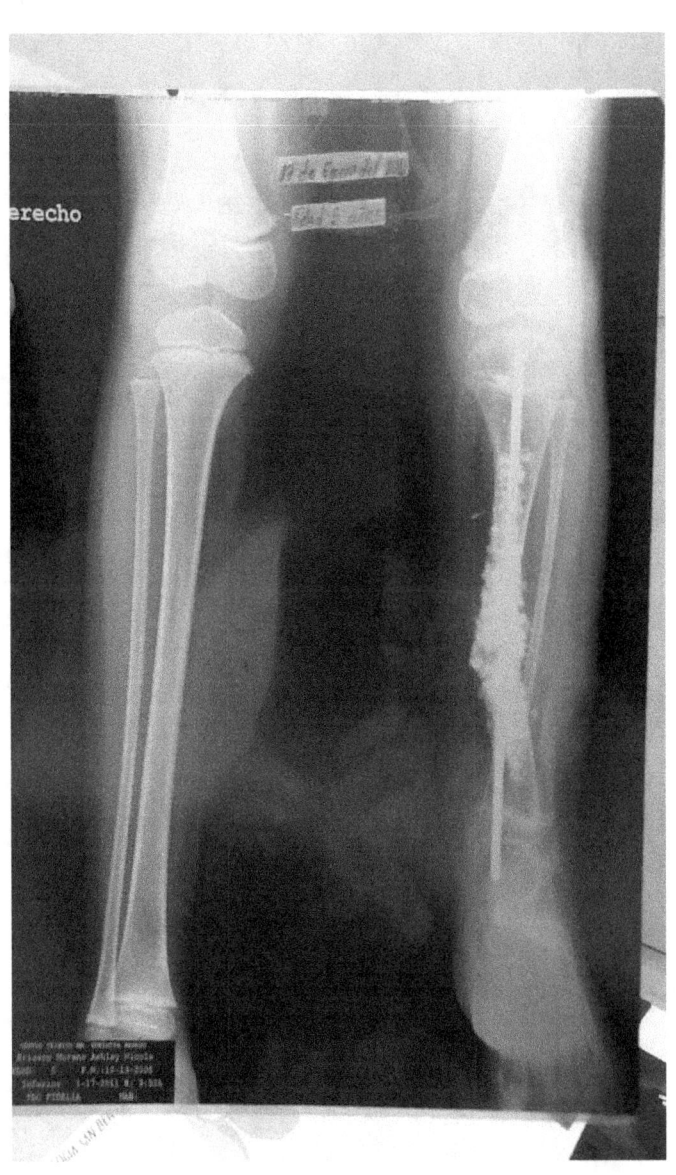

Búsqueda de alternativas y aplicación de estas

* * *

En esos 3 años de descanso de intervenciones quirúrgicas, por recomendaciones generales tanto del doctor tratante como de personas queridas, comenzamos a experimentar procedimientos poco conocidos o reconocidos.

Entre tantos variados que nos insistieron elegimos aplicar tres en distintos tiempos: siendo el primero, uno que se caracterizaba por ser una dieta libre de carnes, azúcares, harinas y aceites vegetales. Al menos dos meses Ashley la paso siendo alimentada exclusivamente de vegetales, granos, semillas, miel y escasas frutas- así como también no pudo salir de casa en todos esos días luego de las 5 de la tarde hasta el siguiente día puesto que tal doctrina vetaba agarrar "sereno". A ciencia cierta, no puedo decir si esa dieta y método alternativo le hizo bien o no a nivel de salud o mejoría en sus huesos débiles; lo que si ocurrió fue que Ashley, actualmente recuerda ese evento y todo lo que no podía comer/se le obligaba a consumir y en cierto modo lo resiente mucho más de lo que vivió en cada cirugía.

Cámara hiperbárica fue el segundo tratamiento no convencional que se le realizo a Ashley con la intención de que sus huesos afectados por la pseudoartrosis congénita se regeneraran, fortalecieran y oxigenaran- esto debido a que a consecuencia de tantas cirugía y movilidad limitada; su pierna izquierda junto con sus huesos de tibia y peroné, no estaban recibiendo el oxígeno necesario para mantener sus tejidos y vasos sanguíneos tan óptimos como los de un infante promedio de la edad que tenía Ashley para ese entonces. 3 veces por semana por no menos de dos meses, mi hija recibía oxigeno controlado a través de una cámara hiperbárica por un aproximado de 30 minutos cada día. Tal tratamiento fue recomendado por el doctor tratante de ese momento (el mismo que le realizo la sexta cirugía) y a mi parecer particular; tuvo todo que ver con el fortalecimiento de la pierna izquierda de Ashley y la regeneración y aceptación del injerto óseo que le fue colocado.

Células madre fue el tercero y no menos importante tratamiento alternativo que se le realizo a Ashley con total propósito de mejorar su salud en general y pleno énfasis en su pierna izquierda; lugar de su cuerpo en el que le fue inyectado distintas dosis de células madre, las cuales en cada sesión eran extraídas de su propio organismo- posteriormente las elegían intencional y seguidamente se las inyectaban en puntos clave a lo largo de su pierna izquierda. Método que también fue recomendado por el mismo doctor tratante de esos años y procedimiento que por supuesto influyo grandemente en los resultados que se esperaba tuvieran en la pierna izquierda de Ashley.

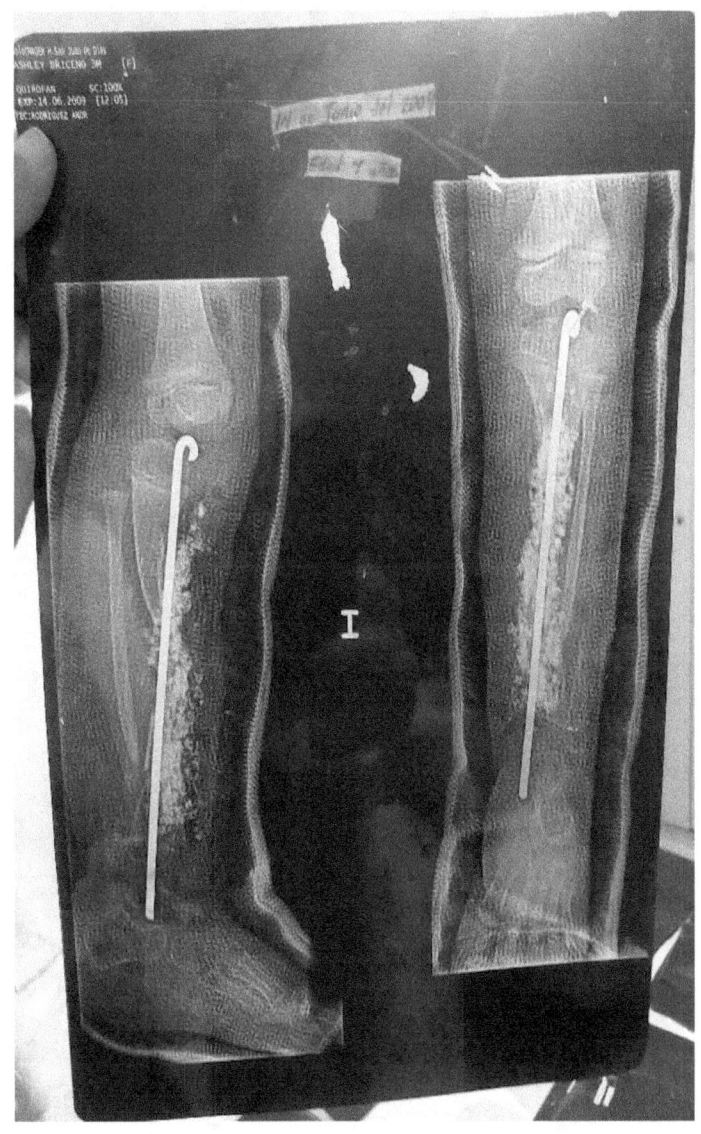

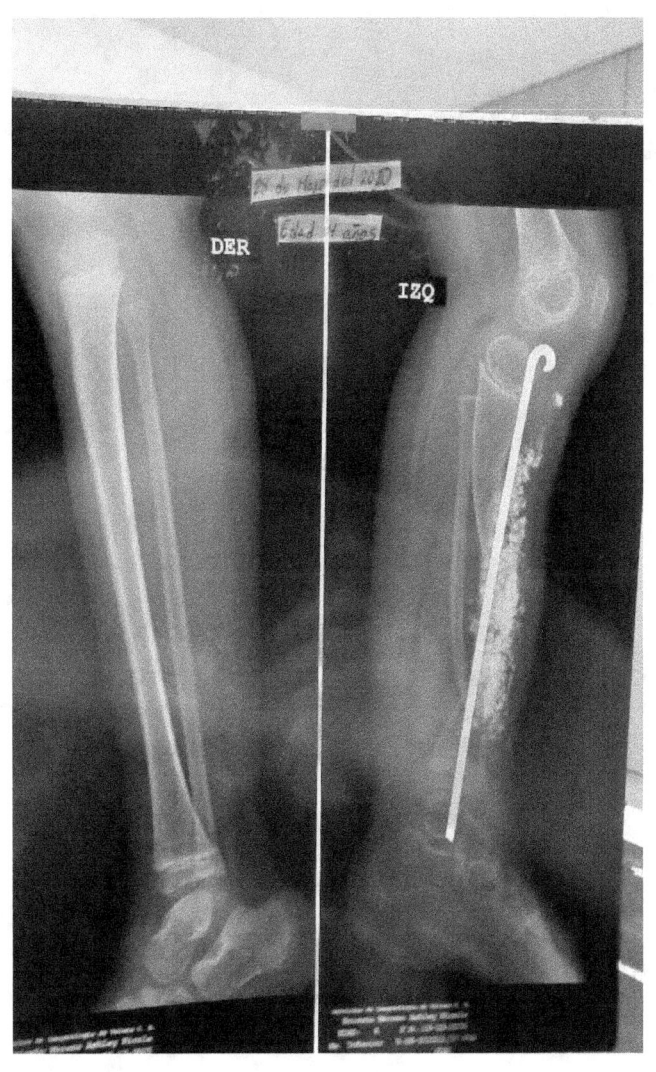

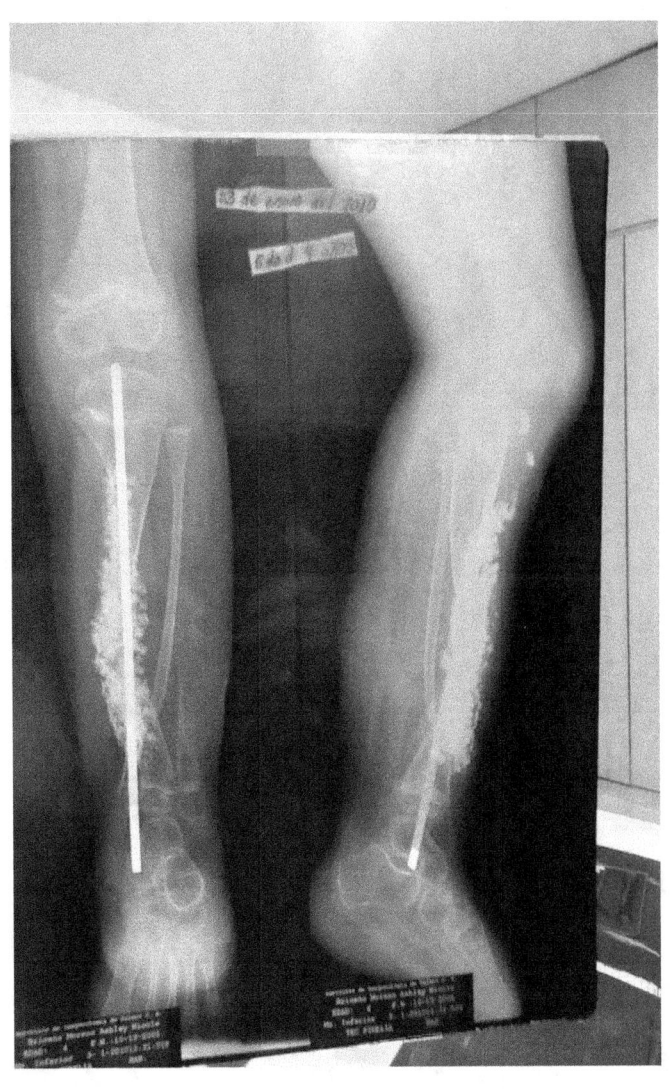

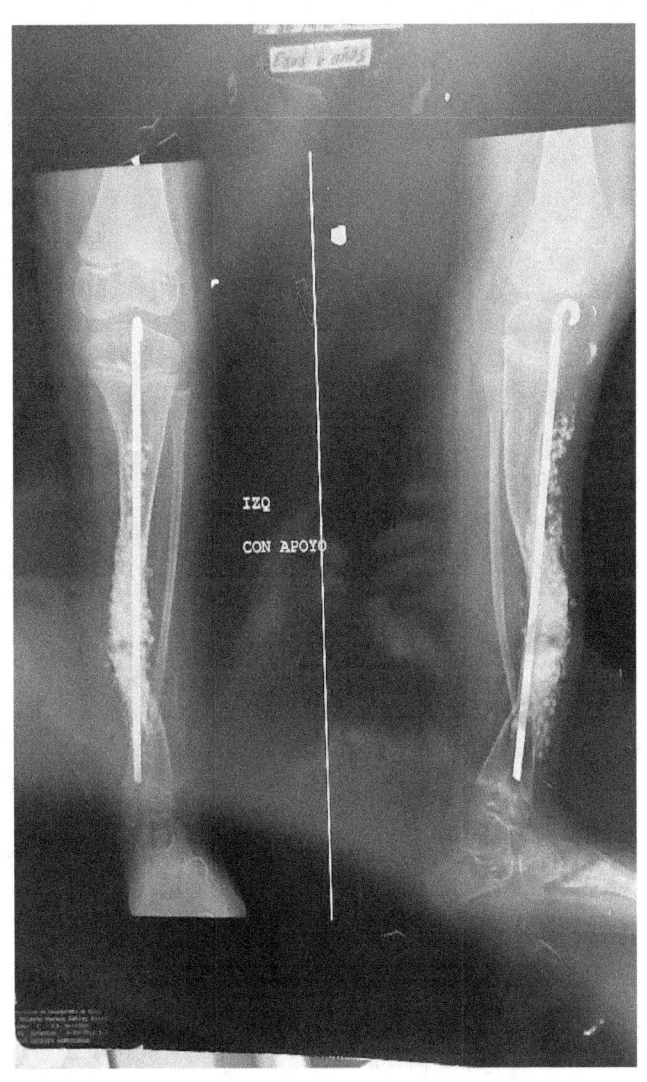

séptima cirugía

* * *

Caracas 2012, Hospital San Juan de Dios. Le es programada una nueva cirugía a la pierna izquierda de Ashley. Decisión que fue tomada por su doctor especialista en pseudoartrosis congénita en consecuencia de concluir que el clavo Rush ya había cumplido su función en la pierna de Ashley, por ende, este debía ser retirado. Aunque esta séptima cirugía no implicaba tanto procedimiento como lo requirió la anterior, por supuesto que en mi se reiteraba esa mezcla de intensas emociones, pensamientos e interrogantes similar-igual a las que había sentido cada vez que asistía a una nueva cita con cualquier doctor o cada vez que le programaban una nueva intervención quirúrgica a mi hija.

Poco menos de 7 años de vida tenía para entonces Ashley, cuando se comenzó a programar esa séptima cirugía. Infanta ahora mucho más consciente de su realidad y de su condición física por causa de las tantas cirugías en su pierna izquierda. En ese punto ya Ashley estudiaba primer grado de la escuela básica a la cual asistía regularmente y en la cual convivía con el resto de los niños tanto como le era posible y se lo permitía su cotidianidad en los intervalos de sus recuperaciones.

> ➢ "Retiro de material de síntesis tibia + cura operatoria de pseudoartrosis congénita tibia izquierda"

Ese fue el nombre de la cirugía que le realizaron y el procedimiento que le aplicaron. Como era típico, Ashley tuvo una recuperación bastante rápida y sencilla en el aspecto de que no requirió atención especializada o curas extras. Una vez más salió del quirófano con yeso y este debió tenerlo puesto al menos un mes antes de poder volver a utilizar la férula plástica que por supuesto para entonces debió renovarse adaptada a su estatura y talla del pie izquierdo.

Cabe resaltar que esa séptima cirugía realmente fue un éxito respecto a lo que se esperaba, puesto que en efecto el injerto óseo que le colocaron fue completa e inmediatamente aceptado por su cuerpo y ese mismo material logro de alguna forma perfecta reproducirse en su eje (con ayuda del factor de crecimiento que le colocaron+ las células madre y la oxigenación regular que recibió en su anatomía en general) hasta el punto de crear un excepcional puente en ese amplio espacio que se encontraban entre los huesos tibia y peroné que habían sido partidos adrede en la sexta cirugía.

Efectivamente, tras esa séptima cirugía Ashley salió con su pierna completamente enyesada y conforme pudo se le quito el yeso y volvió a utilizar una férula plástica.

Pese a que el doctor que estaba atendiendo a Ashley por al menos 4 años de los 9 años que en el 2014 tenía mi hija y el cual le había realizado esas dos últimas excepcionales cirugías; era una maravillosa persona y un extraordinario traumatólogo. A inicios de ese mismo año 2014 me di la oportunidad de consultar un nuevo doctor que me estaban recomendando insistentemente y del cual me recalcaron que era una eminencia en todas sus facetas (incluyendo la de doctor ortopédico-traumatólogo).

Doctor que además de ser tan enaltecido personal y profesionalmente, atendía-vivía en una ciudad mucho más cercana a donde vivíamos para aquellos días y, en consecuencia, de resultar que quisiera seguir tratando a Ashley; nos quedaba más práctico y asequible llegar a él que seguir yendo al doctor de Caracas, el cual para ese entonces llego a un punto en el que únicamente reprogramaba citas y no mostraba ninguna intención de realizar algún nuevo procedimiento a corto plazo ni hablaba de posibles nuevos tratamientos para mi hija.

Capítulo VII

* * * * * * *

Medico milagro

* * *

Mérida-Venezuela, 2014, cita 1 con el doctor milagro; así me comencé a referir (al no mucho tiempo de conocerlo) a ese tan recomendado doctor. En un principio fue porque resulto ser que tal doctor tiene el mismo nombre del Beato Dr. José Gregorio Hernández, de quien soy una ferviente creyente al igual que lo son; mi madre, mi abuela y la abuela paterna de Ashley. Por mi parte, porque debido a que desde que supimos la condición de salud en la pierna izquierda de Ashley, a Dios primeramente la encomendamos, y seguidamente al Dr. José Gregorio Hernández por causa de sus invaluables obras en vida (para con los enfermos y necesitados) y sus innumerables excepcionales milagros después-desde de su muerte. La encomendamos a ambos porque nunca esta demás la ayuda celestial, porque cada cual tiene sus maneras y porque así lo quiso mi corazón. Por supuesto, tengo la certeza de que ambos han estado presentes siempre en nuestras vidas y obrando en la salud de Ashley cada vez que lo requería.

Desde aquella primera cita a su consultorio, el doctor milagro fue cálido, empático, receptivo, recto y práctico. Me explico en detalle la condición en la pierna de Ashley como si yo no supiera nada de ella (en efecto, era muy poco lo que sabia y más que todo eran referencias ambiguas y antiguas). Ese mismo día, sin ningún rodeo, dudas, sugerencia o intención de programar citas a corto-mediano o largo plazo para comenzar un seguimiento de la evolución de los huesos de la pierna izquierda de mi hija: ese doctor milagro me comunico con sólidos argumentos que debía realizarle prontamente una nueva intervención quirúrgica a mi hija; lo cual suponía para él la primera cirugía que le realizaría a Ashley, mientras que, para ella, esa sería la octava.

Por supuesto que acepté en su totalidad lo que el doctor determino era lo que proseguía con relación a la búsqueda de una mejoría en la salud de la pierna izquierda de Ashley y en esa misma primera cita el doctor y mi persona conjuntamente ultimamos los detalles y requerimientos para agendar esa nueva cirugía a Ashley en una fecha tan próxima como fuera posible.

Octava cirugía

* * *

El requerimiento indispensable para esa octava cirugía, resultó ser un aparato ortopédico circular hecho a medida en un material quirúrgico especial que podía atravesar la piel y los huesos. En efecto, era el mismo tipo de aparato ortopédico que le habían colocado en su primera operación en la ciudad de Maracaibo cuando Ashley apenas tenía un año de edad.

En esa misma ciudad de Venezuela, Mérida. Había un centro médico ortopédico en el que realizaban ese aparato que se requería para realizarle esa nueva cirugía a Ashley. Por supuesto que allí se procedió a solicitar que lo hicieran conforme a las medidas específicas requeridas por el doctor milagro.

En no más de un mes, ese especial aparato ortopédico estuvo listo y tan pronto lo tuvimos en mano el doctor programo rápidamente la cirugía.

Llegó ese tan esperado día y tanto Ashley como yo junto con el resto de los familiares que nos acompañaron al hospital en que le harían la operación en su pierna, estábamos felices por lo que ese nuevo procedimiento quirúrgico implicaba y a la vez nos sentíamos confiados en que todo saldría bien gracias a la fe que nos caracterizaba a cada cual de los presentes.

La intervención quirúrgica termino siendo todo un éxito. El doctor y sus colegas participantes consiguieron colocar el aparato ortopédico en la pierna izquierda de Ashley, tal cual lo querían para que pudiera cumplir la función para la que lo necesitaban, misma que, en términos generales; sería la de conseguir alargar en simultaneo y en mínimas medidas a modo progresivo, los huesos de tibia y peroné de la pierna izquierda de Ashley. No obstante, lo que no fue grato ese día de la octava cirugía en la pierna de Ashley, fue su reacción e impresiones tanto de lo que vivió, sintió y vio en el quirófano, como de lo que experimento al salir de la sala quirúrgica y de lo cual iba cayendo en cuenta conforme se le iba pasando el efecto de la anestesia. Gritos de dolor, de incomprensión, de tristeza, de incertidumbre y de pesar entre otras emociones de similar sentir, era lo que expresaba mi hija cada vez que se miraba la pierna operada y cada vez que sentía los dolores que allí se generaban.

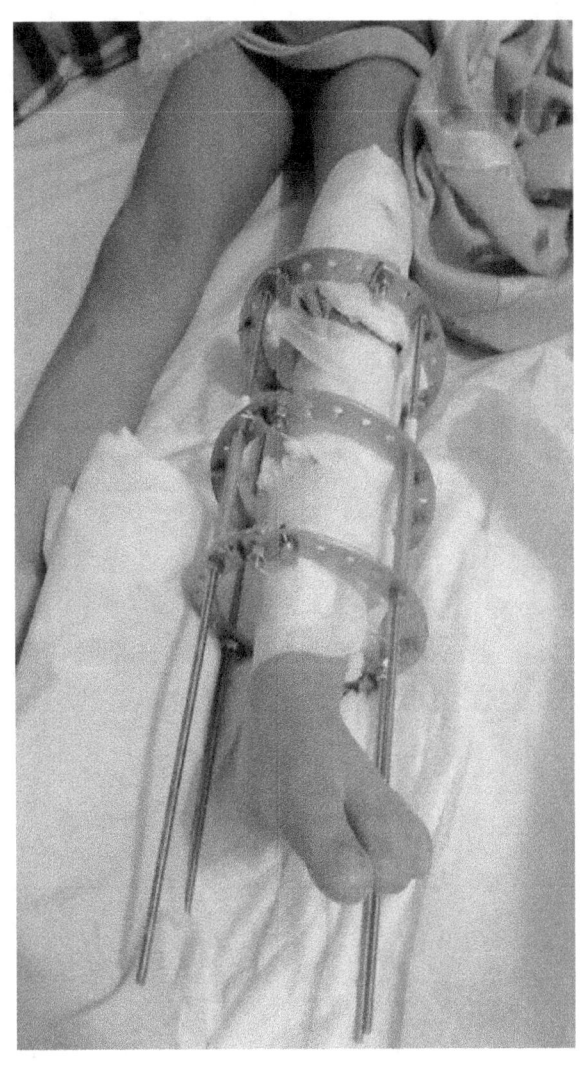

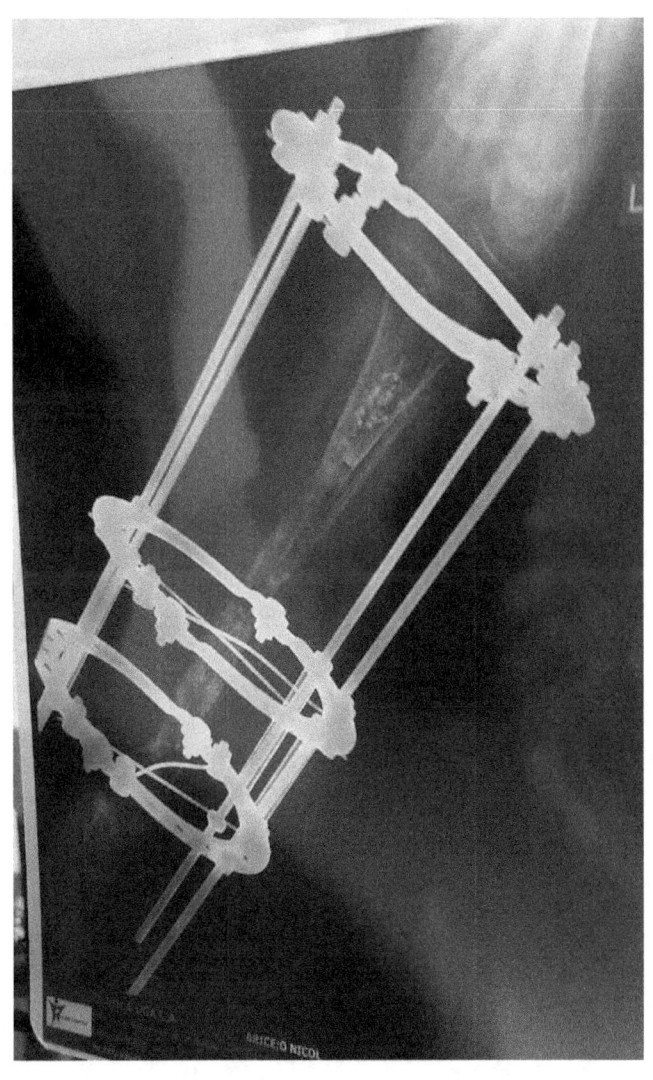

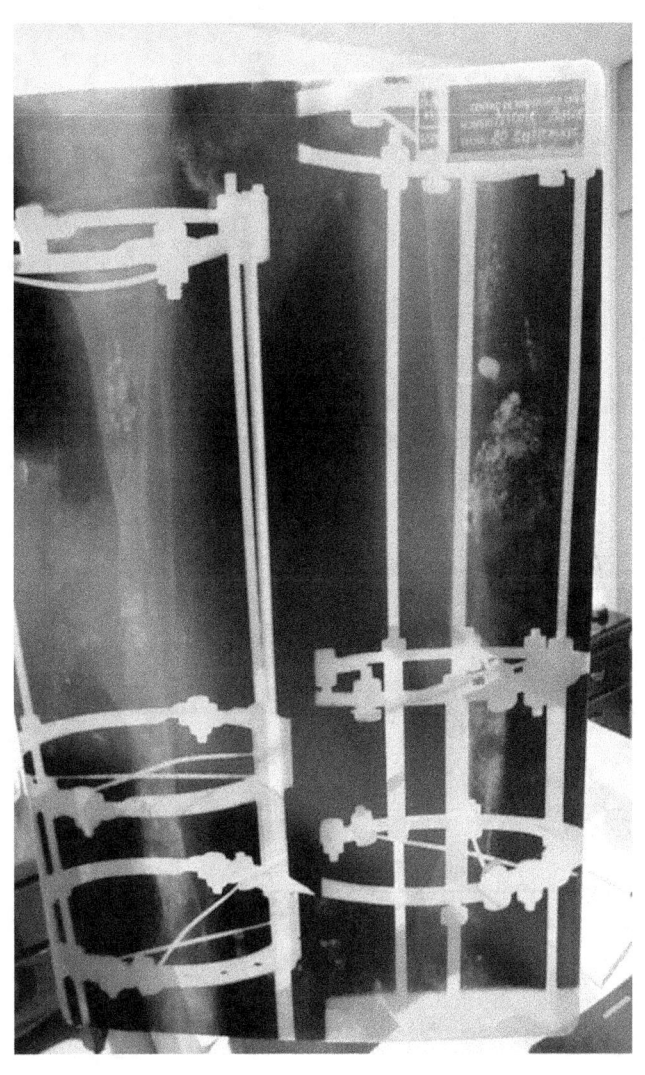

En esa octava cirugía, Ashley ya tenía 9 años; edad que representaba en ella mucha más consciencia de lo que personificaban en conjunto aquel tipo de cirugía y el aparato ortopédico con el que salió de aquel quirófano atravesándole la pierna en un extenso tramo de esta. No fue nada fácil hacerla asimilar el intenso dolor que experimentaba y el hecho de que tendría que aprender a convivir con aquel aparato, al menos un año corrido. Afortunadamente, Ashley siempre ha sido una niña de fe y de entendimiento ante lo que se le explica, por lo cual no tardo en asimilar lo que figuraba ese aparato con el cual además de tener que convivir con él, debía aceptarlo con la mejor actitud posible como extensión de su pierna por el siguiente año.

Tras unos 4 meses y unas tantas consultas, el doctor milagro me dio instrucciones específicas y precisas con ejemplo incluido, relacionadas a cómo funcionaba aquel aparato ortopédico, todo ello intencionado para que en los siguientes días yo comenzará (en casa unas 3 veces por semana) a manipular ciertas tuercas que sujetaban determinadas laminas circulares en el aparato ortopédico que tenía Ashley en su pierna. Procedimiento que cabe acotar, estaría realizando yo, sin supervisión ni conocimiento alguno más allá del que el doctor me había compartido brevemente, y el cual implicaba que sería yo la encargada de realizar el alargamiento en los huesos de tibia y peroné de la pierna izquierda de Ashley. Cabe resaltar que, para ese entonces, mi hija tenía una diferencia de altura de alrededor de 8 centímetros entre su pierna derecha y su pierna izquierda a consecuencia de la pseudoartrosis congénita en su tibia.

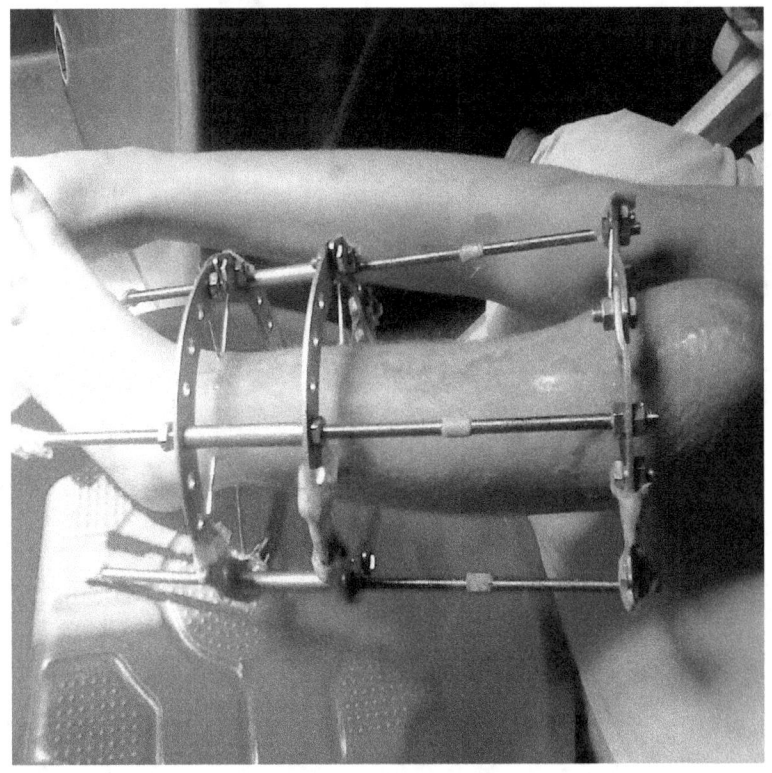

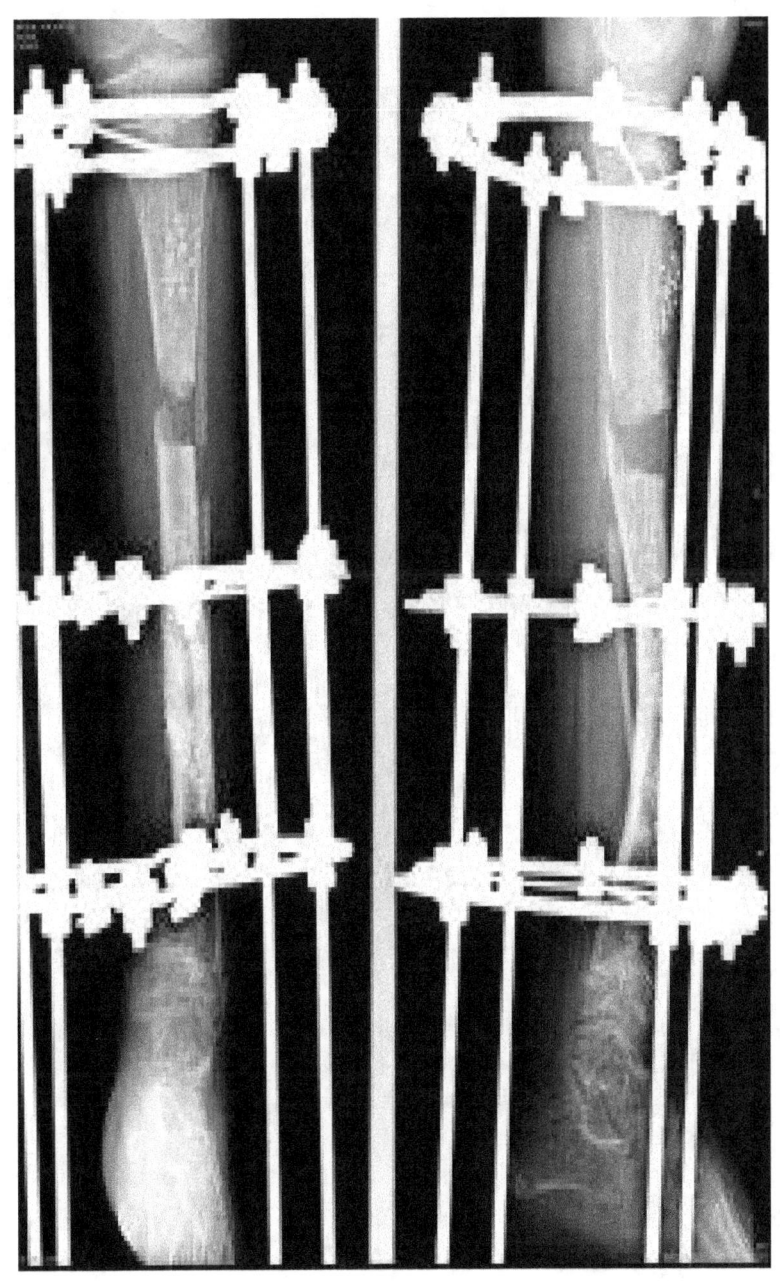

Dios siempre obrando
* * *

"A Dios rogando mientras hago mi parte" es un pensar personal que desde que tengo razón de ser, suele destacarse en mis momentos de incertidumbre, de desconcierto y similares acontecimientos. Pensamiento al cual me aferre en esos tantos años, tras caer en cuenta de que como madre de Ashley debía buscar a como diera lugar y pese a todo; la forma de no dejarme consumir mentalmente por el pesar que sentía al verla sufrir prácticamente a diario y de distintas formas, una condición medica tan desalentadora como lo es la pseudoartrosis congénita en la tibia. Y por el cual me mentalice hacer todo lo que me fuera posible (aun cuando no supiera cómo) para alivia/sanar el dolor que sentía mi hija y lo que le privaba vivir la condición congénita que le habían diagnosticado.

Para mí, sin lugar a duda alguna, Dios siempre estuvo presente y obrando en la recuperación de mi hija. También sé que fue Él quien me dio la fuerza, la voluntad y la persistencia para tener la mejor de las actitudes en cada cita médica y operación que tuvo Ashley. Y, en definitiva, tengo la certeza de que fue Él quien le concedió la sanación de sus huesos tibia y peroné en el lapso de recuperación de esa octava cirugía.

10 años, tenía Ashley cuando el doctor milagro nos dio la buena nueva que no creíamos posible puesto que no sabíamos que tal diagnostico pudiera darse o existiera de ello algún precedente. Ashley ya no tenía pseudoartrosis congénita en su tibia izquierda ni en ninguna parte de su cuerpo, a ¡Dios gracias primeramente! Ese día fue

difícil distinguir lo que era real de lo mágico, puesto que esa inesperada extraordinaria noticia de que mi hija estaba sana de un diagnóstico que se aferró a ella por poco más de 10 años, se sintió irreal y sorprendente debido a su naturaleza y el hecho de que los mismos doctores lo calificaron como un milagro tanto celestial como clínico.

Novena cirugía

* * *

La novena cirugía que tuvo Ashley fue programada luego de que el doctor milagro concluyo; que el aparato ortopédico que le había colocado atravesándole la pierna izquierda, había cumplido a cabalidad su función y le había alargado a mi hija los huesos de tibia y peroné tanto como se podía hacerlo teniendo en cuenta la calidad de tales huesos (que estaban aun frágiles) y en consecuencia, no era prudente continuar realizándole el alargamiento al menos hasta que esos tramos de nuevo hueso que se le había formado, se fortalecieran lo suficiente para soportar un alargamiento.

Cirugía que por supuesto fue un total éxito. Ashley salió esa vez del quirófano con mejor semblante y ánimos a los tuvo en la anterior intervención quirúrgica. Ya no tenía el aparato ortopédico en su pierna y en su lugar tenía un yeso que le cubría toda la pierna. Yeso que no llego a tener mucho tiempo y tras el cual (por precaución y seguridad) continuó usando por algunos meses más, la férula plástica que además de servirle de soporte, evitaba una posible lesión si se llegaba a caer o a resbalar.

* * *
Recomendaciones médicas para culminar su procedimiento médico
* * *

Entre las instrucciones y recomendaciones que el doctor milagro nos dio referente a la condición de salud de Ashley tras esa novena cirugía, destacaba la de no realizarle ninguna operación en su pierna izquierda al menos hasta que ella cumpliera su mayoría de edad y se tratase de una intervención quirúrgica exclusiva para continuar alargándole los huesos de tibia y peroné tanto fuese posible para que su pierna izquierda llegase lo más cercano o igual a las dimensiones que tenga para entonces su pierna derecha. Evitar deportes que impliquen correr, saltar, patear y afines. Alimentarse bien para en consecuencia fortalecer y nutrir sus huesos y anatomía en general. Nadar tanto le sea posible y mucho más para estimular sus extremidades y ejercitar sus piernas sin que implique un riesgo de caída o golpe en la zona de su pierna que tantas cirugías tuvo y en donde tenía ahora extensiones de huesos relativamente nuevos a los que había que fortificar y oxigenar. Así de extraordinario fue ese cierre y adiós a la pseudoartrosis congénita que padeció Ashley; condición clínica que llegamos a sufrir cada una de las personas que la amamos, tanto como ella, aunque no sea comparable con lo que ella sintió, vivió y se privó de disfrutar por padecer aquel diagnostico 10 años de los 11 que tenía cuando acudimos a esa última consulta con el médico milagro.

Ashley en la actualidad

Para la culminación de esta historia de vida la principal protagonista, Ashley; tiene 19 años, es una joven maravillosa, talentosa, alegre y feliz. Estudia psicología clínica y camina tan bien como solo un milagro se lo pudo permitir. No utiliza férula (dejó de usarla como a los 12 años) y luce faldas/vestidos sin ninguna media que cubra sus piernas, puesto que no se apena de mostrar sus muchas cicatrices por las 9 cirugías que tuvo en su pierna izquierda.

Su pierna izquierda aún no tiene la longitud total de su pierna derecha y por ello utiliza en ese pie plantillas para compensar la altura. Si bien, el doctor milagro nos recomendó una décima cirugía para su mayoría de edad, para conseguir alargar lo que se pueda con el aparato ortopédico en forma circular específico para ello: Ashley, desde entonces (desde su última cirugía a los 10 años) ha dicho y reiterado que no se volverá a operar la pierna porque no quiere pasar nuevamente por el dolor que le causo cada cirugía ni quiere pasar más tiempo en proceso de recuperación post operatorio/alargamiento.

Gracias por leer esta vivencia de una madre que actualmente se siente dichosa de compartir el proceso de sanación que tuvo su única hija de una condición llamada pseudoartrosis congénita, curación que logro contra todo pronóstico desalentador recibido en un principio, gracias a la perfecta sincronicidad generada entre lo celestial, la fe y la medicina vocacional.

www.ingramcontent.com/pod-product-compliance
Lightning Source LLC
Chambersburg PA
CBHW050102230526
45470CB00004B/1640